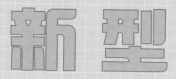

新型

冠状病毒肺炎

学生防控读本

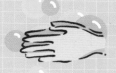

北京市疾病预防控制中心
学生健康报 | 组织编写

人民卫生出版社

图书在版编目（CIP）数据

新型冠状病毒肺炎学生防控读本 / 北京市疾病预防控制中心，学生健康报组织编写 . —北京：人民卫生出版社，2020.3

ISBN 978-7-117-29843-8

Ⅰ.①新… Ⅱ.①北…②学… Ⅲ.①日冕形病毒 –病毒病 – 肺炎 – 预防（卫生）– 青少年读物 Ⅳ.①R563.101-49

中国版本图书馆 CIP 数据核字（2020）第 033246 号

人卫智网	www.ipmph.com	医学教育、学术、考试、健康，购书智慧智能综合服务平台
人卫官网	www.pmph.com	人卫官方资讯发布平台

新型冠状病毒肺炎学生防控读本

组织编写：北京市疾病预防控制中心
　　　　　学生健康报
出版发行：人民卫生出版社（中继线 010-59780011）
地　　址：北京市朝阳区潘家园南里 19 号
邮　　编：100021
E - mail：pmph @ pmph.com
购书热线：010-59787592　010-59787584　010-65264830
印　　刷：人卫印务（北京）有限公司
经　　销：新华书店
开　　本：889 × 1194　1/32　印张：4.5
字　　数：93 千字
版　　次：2020 年 3 月第 1 版　2020 年 3 月第 1 版第 1 次印刷
标准书号：ISBN 978-7-117-29843-8
定　　价：29.00 元
打击盗版举报电话：010-59787491　E-mail：WQ @ pmph.com
质量问题联系电话：010-59787234　E-mail：zhiliang @ pmph.com

前 言

当前，全国上下正同舟共济、众志成城，团结奋战抗击新型冠状病毒肺炎疫情。针对疫情对学校正常开学和课堂教学等造成的影响，教育部已作出 2020 年春季学期延期开学的决定，这是抗击疫情的需要，也是党和人民对莘莘学子的关心与厚爱。

为阻断疫情向校园蔓延，提高广大学生、家长、学校和社会的科学防控能力，鼓励同学们自觉做科学的传播者、谣言的粉碎者、健康的守护者、家庭的关爱者，北京市疾病预防控制中心和学生健康报特别组织编写了《新型冠状病毒肺炎学生防控读本》。本书将与疫情相关的防护、视力保健、营养膳食、口腔健康、心理卫生、运动健身等内容，依照不同的生活场景进行划分，在不同的生活场景，如家门口、客厅、餐厅、卧室、书房、学校的教室等部分，分别介绍相关的防疫科学知识，充分考虑到学校延期开学同学们的学习需求，兼具科学性、趣味性、实用性，为同学们上好春季开学健康第一课坚定信念、武装头脑,以"小我"之力,汇成强大的战"疫"力量。

随着对疾病研究的深入和疫情形势的变化,一些信息和措施可能会进一步更新,请各位读者及时关注权威机构发布的相关信息。由于时间较紧,难免有不足之处,请予指正。

同学们,相信在各条战线夙兴夜寐、勠力同心的守护下,明媚的阳光,和煦的春风,很快就会重新洋溢在这片被疫情惊扰过的土地上,大中小学校必将重回窗明几净、书声琅琅的景象!

编　者

2020 年 2 月

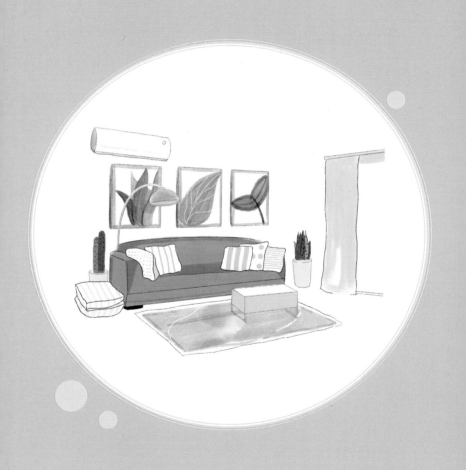

目　录

认识病毒

什么是新型冠状病毒？

冠状病毒是一大类病毒，此次引起流行的冠状病毒为一种变异的新型冠状病毒（β 属），此前尚未在人类中发现，国家卫生健康委员会将其引起的新型冠状病毒肺炎的英文名命名为"COVID-19"。

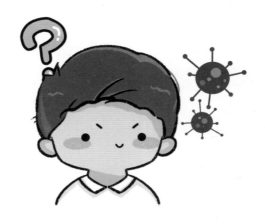

新型冠状病毒为什么会流行？

由于冠状病毒发生了抗原性变异，产生了新型冠状病毒，人群普遍缺少对变异病毒株的免疫力，所以引起了新型冠状病毒肺炎的流行。

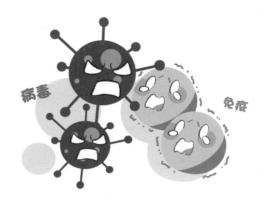

什么消毒剂可以杀灭新型冠状病毒？

病毒对紫外线和热敏感，56℃ 30 分钟、乙醚、75% 乙醇、含氯消毒剂、过氧乙酸和氯仿等脂溶剂均可有效灭活病毒，氯己定不能有效灭活病毒。

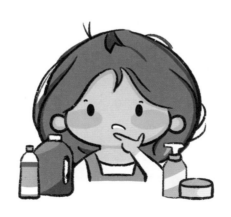

哪些人容易感染新型冠状病毒?

对于新型冠状病毒,人群对它普遍缺乏免疫力,所以人群普遍易感。

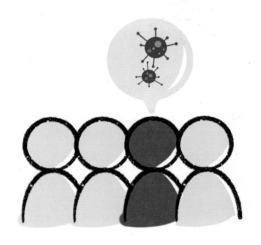

新型冠状病毒肺炎的表现是什么?

新型冠状病毒肺炎以发热、干咳、乏力为主要表现。少数患者伴有鼻塞、流涕、咽痛、肌痛和腹泻等症状。重症患者多在发病一周后出现呼吸困难和 / 或低氧血症,严重者可快速进展为急性呼吸窘迫综合征、脓毒症休克、难以纠正的代谢性酸中毒和出凝血功能障碍及多器官功能衰竭等。值得注意的是,重型、危重型患者病程中可为中低热,甚至无明显发热。

轻型患者仅表现为低热、轻微乏力等，无肺炎表现。

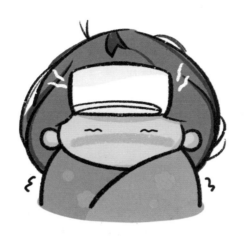

普通感冒、流行性感冒与新型冠状病毒肺炎有什么不同？

普通感冒通常会有鼻塞、流鼻涕、打喷嚏的症状，可能会有低中度的发热，持续时间一般为 1~3 天，基本 3~5 天就可自愈。很少有肌肉疼痛或者乏力的全身症状。

流行性感冒有非常明显的发热，且常是高热，持续时间相对较长，一般为 3~5 天，1 周左右自愈。肌肉疼痛、乏力、头痛等全身症状明显。

新型冠状病毒肺炎的传播途径是什么？

根据目前的证据，确定新型冠状病毒可以人传人，传播途径主要是呼吸道飞沫传播（打喷嚏、咳嗽等）和密切接触传播（用接触过病毒的手挖鼻孔、揉眼睛等）。在相对封闭的环境中长时间暴露于高浓度气溶胶情况下存在经气溶胶传播的可能。

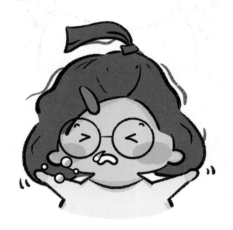

什么人属于密切接触者？

密切接触者指从疑似病例和确诊病例症状出现前 2 天开始，或无症状感染者标本采样前 2 天开始，未采取有效防护与其有近距离接触（1 米内）的人员，具体接触情形如下。

（1）共同居住、学习、工作，或其他有密切接触的人员，如近距离工作、共用同一间教室或在同一所房屋中生活。

（2）诊疗、护理、探视病例的医护人员、家属或其他有类似近距离接触的人员，如到密闭环境中探视患者或停留，同病室的其他患者及其陪护人员。

（3）乘坐同一交通工具并有近距离接触人员，包括在交通工具上照料护理人员、同行人员（家人、同事、朋友等），或经调查评估后发现有可能近距离接触病例和无症状感染者的其他乘客和乘务人员。

（4）现场调查人员调查后经评估认为其他符合密切接触者判定标准的人员。

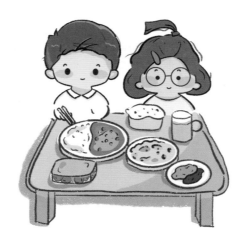

为什么要对密切接触者医学观察 14 天？

因为新型冠状病毒肺炎潜伏期一般为 1~14 天，多为 3~7 天，结合病例相关信息和当前防控实际情况，将密切接触者医学观察期定为 14 天,并对密切接触者进行居家医学观察。

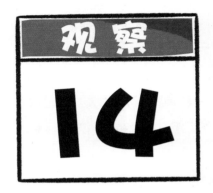

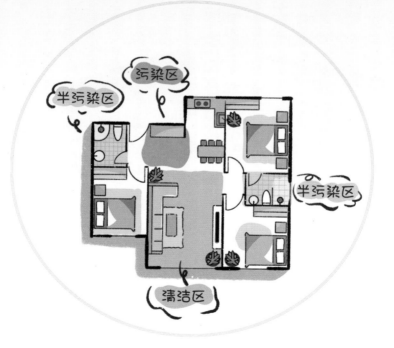

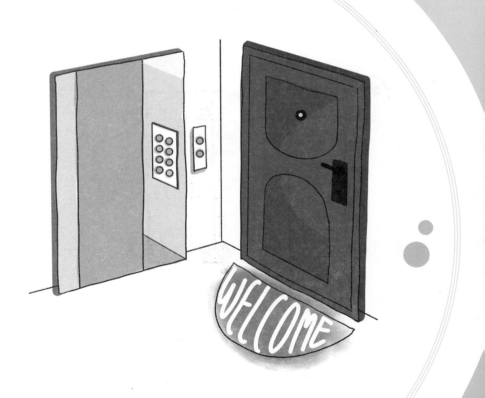

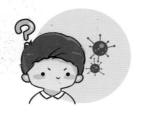

1 搭乘厢式电梯应注意什么？

应尽量避免乘坐厢式电梯，建议走楼梯或者乘坐扶梯。进入电梯应佩戴口罩，尽量避免接触电梯表面，减少用手揉眼、抠鼻等行为。必要时使用免洗型手消毒剂进行手部消毒。

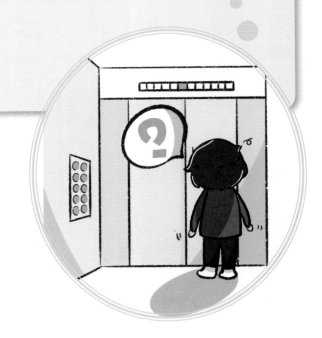

2 如何防范电梯按钮交叉感染?

　　由于电梯按钮是人们高频接触的地方,所以交叉感染的风险较大。建议不用手直接去碰触按钮,当按电梯按钮时,可以用面巾纸或消毒纸巾将手和电梯按钮隔开,也可以在碰触按钮后用手消毒剂揉搓双手,做好手卫生。

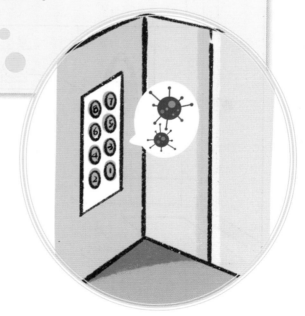

门厅

（玄关）

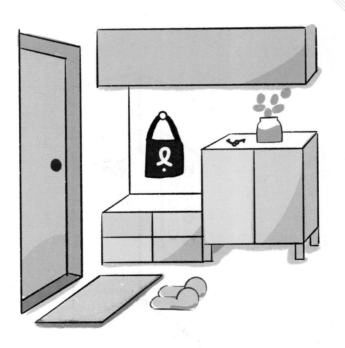

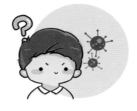

3 如何正确选择使用口罩？

（1）一次性使用医用口罩：推荐公众在非人员密集的公共场所使用。

（2）医用外科口罩：防护效果优于一次性使用医用口罩，推荐疑似病例、公共交通司乘人员、出租车司机、环卫工人、公共场所服务人员等在岗期间佩戴。

（3）KN95/N95 及以上颗粒物防护口罩：防护效果优于一次性使用医用口罩、医用外科口罩，推荐现场调查、采样和检测人员使用。公众在人员高度密集场所或密闭公共场所也可佩戴。

（4）医用防护口罩：推荐发热门诊、隔离病房医护人员及确诊患者转移时佩戴。

儿童佩戴口罩的标准与注意事项：建议儿童选用符合国家标准 GB2626—2006 KN95，并标注儿童或青少年颗粒物防护口罩的产品。

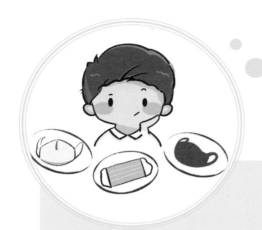

儿童选择及使用口罩的注意事项

（1）儿童在佩戴口罩前，需在家长的帮助下认真阅读并正确理解使用说明，以掌握正确使用呼吸防护用品的方法。

（2）家长应随时关注儿童口罩的佩戴情况，如儿童在佩戴口罩的过程中感觉不适，家长应及时帮助儿童调整或停止使用。

（3）因儿童脸型较小，与成人口罩边缘无法充分密合，不建议儿童佩戴具有密合性要求的成人口罩。

4　在什么情况下应该佩戴口罩?

　　基本原则是科学合理佩戴,规范使用,有效防护,具体内容如下。

　　(1)在非疫区空旷且通风场所不需要佩戴口罩,进入人员密集或密闭公共场所需要佩戴口罩。

　　(2)在疫情高发地区空旷且通风场所建议佩戴一次性使用医用口罩;进入人员密集或密闭公共场所佩戴医用外科口罩或颗粒物防护口罩。

　　(3)有疑似症状到医院就诊时,需佩戴不带呼气阀的颗粒物防护口罩或医用防护口罩。

　　(4)有呼吸道基础疾病的患者需在医生的指导下使用防护口罩。

　　(5)年龄极小的婴幼儿不能戴口罩,否则易引起窒息。

　　(6)棉纱口罩、海绵口罩和活性炭口罩对预防病毒感染无保护作用。

日常生活与工作出行人员,外出前往超市、餐馆等公共场所和乘坐公共交通工具时,要佩戴口罩,尽量减少与他人的近距离接触。在个人独处、自己开车或独自到公园散步等感染风险较低的情况下,不需要佩戴口罩。

　　出现可疑症状需到医疗机构就诊时,应佩戴口罩,可选用医用外科口罩,尽量避免乘坐地铁、公交车等公共交通工具,避免前往人群密集的场所。

　　远距离出行人员,需事先了解目的地是否为疾病流行地区。如必须前往疾病流行地区,应事先准备口罩、便携式免洗洗手液、体温计等必要物品。旅行途中,尽量减少与他人的近距离接触,在人员密集的公共场所和乘坐交通工具时要佩戴 KN95/N95 及以上颗粒物防护口罩。口罩在变形、变潮湿或受到污染导致防护性能降低时需及时更换。

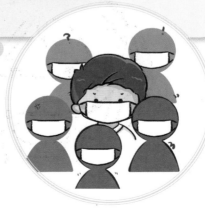

5 怎样正确佩戴口罩?

选择合适尺码的口罩;佩戴前先洗手;深色面朝外,金属条向上。佩戴时,要将折面完全展开,完全覆盖口、鼻、下巴,金属条沿鼻两侧压实,使口罩与面部完全贴合。戴上后尽量不触摸,若须触摸,触摸前、后应彻底洗手。

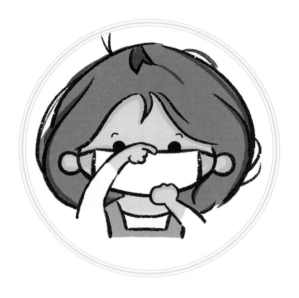

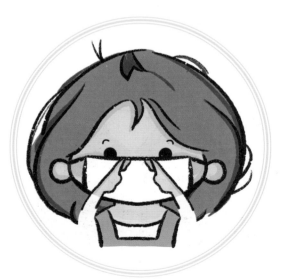

6　怎么处理使用后的口罩?

　　普通人群口罩废弃后不要随地乱扔,按照生活垃圾分类的要求处理即可。用开水烫、焚烧、剪碎后扔掉,这些都不是推荐的处理废弃口罩的方法。

　　出现乏力、发热等症状的疑似患者戴过的口罩,应按医疗废物收集、处理。

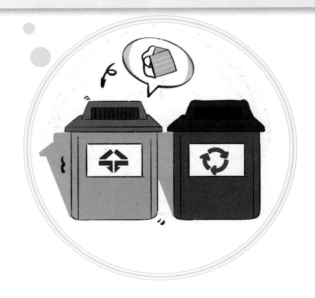

7 需要佩戴护目镜进行防护吗？

普通民众如若不住院、不接触发热患者，暂不需要佩戴护目镜或者面罩，采取正确佩戴口罩的飞沫传播防护措施，就足以保护自己不被感染。

医务人员在对新型冠状病毒肺炎的疑似和确诊病例进行护理时，如果是进行可能产生气溶胶或者飞溅口鼻分泌物的操作时，必须佩戴护目镜或者面罩。

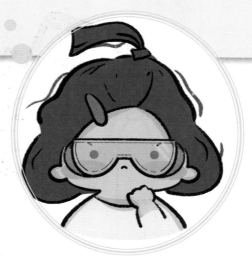

8 可以把医用酒精倒在棉片上擦拭手部、手机等来减少病毒感染风险吗？

冠状病毒对有机溶剂和消毒剂敏感，75% 乙醇、乙醚、氯仿、甲醛、含氯消毒剂、过氧乙酸和紫外线均可灭活病毒，因此采用医用酒精擦拭手部、手机确实可以起到一定的预防作用。

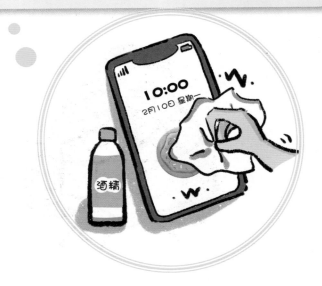

9 可以戴多层口罩来更好地预防新型冠状病毒感染吗?

　　不能! 戴一个口罩就可以了,戴上多个口罩会增加呼吸阻力,用力呼气、吸气的过程中也会影响口罩的气密性,降低口罩的防护效果。另外,不一定非要戴 N95 口罩,常见的一次性使用医用口罩即可阻挡飞沫传播。

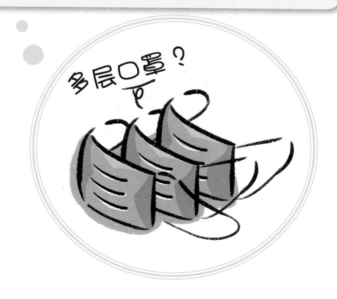

多层口罩?

带呼吸阀的口罩可以用来预防新型冠状病毒感染吗?

呼吸阀的气流是单向向外的,不影响使用者的防护效果。但已经有症状的人,建议不要使用带有呼吸阀的防护口罩,它无法阻挡含病毒飞沫的逸出。

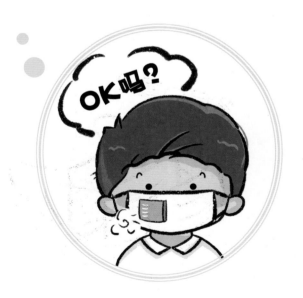

11 现在还能叫外卖和收快递吗？

理论上外卖和快递确实有可能携带病毒，但是被感染的可能性非常小。快递和送餐人员在外出提供服务时应佩戴医用口罩，这样我们就不必过分担心。但是在取餐和接收快递时还要进行必要的防护，外包装最好不要带到室内，收完外卖和快递请及时洗手。

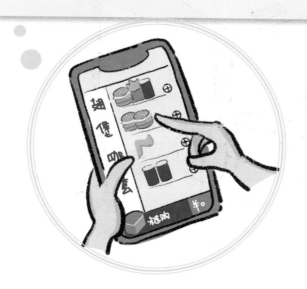

卫 生 间

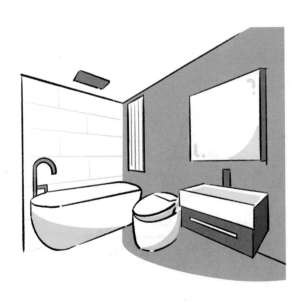

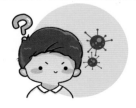

12 新型冠状病毒肺炎流行期间为什么说洗手更重要?

预防传染病最简便、有效的方法之一,就是洗手,洗手可以有效降低感染新型冠状病毒的风险。

手是人体的"外交器官",人们的一切"外事活动",它都会"一马当先"。从事各种劳动,比如倒垃圾、刷痰盂,或是洗脚、穿鞋、上厕所等,都要用手来完成。因此,手就容易沾染上许多病原微生物。科学家曾经做过这样一个调查,一只没有洗过的手,可含有 4 万 ~40 万个细菌。指甲缝里更是细菌和寄生虫卵藏身的好地方,一个指甲缝里可藏细菌达 38 亿个之多。另外还有人做过一个试验,急性细菌性痢疾患者即使用 5~8 层卫生纸,常见导致痢疾的志贺菌仍然能渗透到手上。志贺菌在手上可存活 3 天,流感病毒可在潮湿温暖的手上存活 7 天。因此,手是很脏的。为了清除我们手上的有害微生物,我们必须勤洗手。

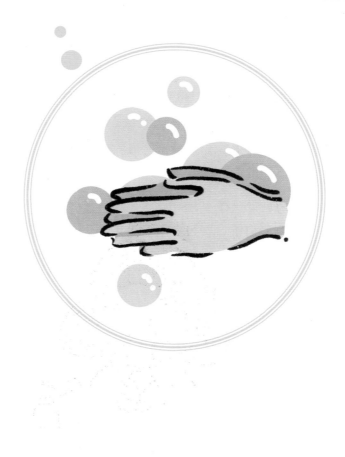

13 在什么情况下需要洗手?

以下情况需要我们及时清洗自己的双手:手被呼吸道分泌物污染时,比如擤鼻涕、打喷嚏或咳嗽后;触摸过公共设施、外出回家后;照顾发热、呼吸道感染或呕吐、腹泻的患者后;前往医院、看护患者后;饭前、便前、便后;处理被污染的物品以及接触动物、动物饲料或动物粪便后;揉眼睛前,摘戴眼镜前等。

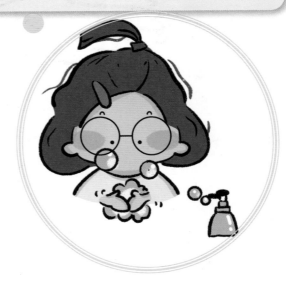

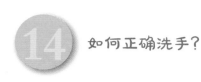

14 如何正确洗手?

洗手时,要注意用流动水并使用肥皂(洗手液),揉搓时间不少于 20 秒。为了方便记忆,揉搓步骤可简单归纳为七字口诀:内—外—夹—弓—大—立—腕。

1 内:掌心对掌心,相互揉搓;2 外:掌心对手背,两手交叉揉搓;3 夹:掌心对掌心,十指交叉揉搓;4 弓:十指弯曲紧扣,转动揉搓;5 大:拇指握在掌心,转动揉搓;6 立:指尖在掌心揉搓;7 腕:清洁手腕

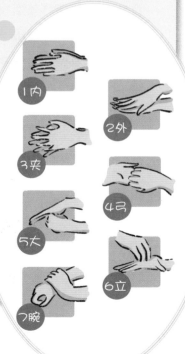

疫情期间为什么要加强口腔保健？

在口腔治疗过程中，会产生水雾、飞沫和气溶胶。在诊室中，若有处于潜伏期的新型冠状病毒感染者在不知情的情况下进行口腔治疗，就有可能将口腔内的病毒喷溅弥散到空气中，增加就诊患者交叉感染的风险。在新型冠状病毒肺炎防控期，同学们一定要加强口腔保健，预防龋齿和牙周疾病的发生，更好地保护自己的健康。

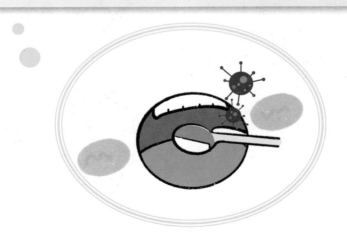

16 什么是正确的刷牙方法？

　　我们推荐的刷牙方法是水平颤动拂刷法，具体步骤如下。

　　（1）手持牙刷柄，牙刷毛指向根尖方向，与龈缘呈45°，将牙刷刷毛端放在龈沟的位置，勿使刷毛屈曲，轻度加压使刷毛端进入龈沟。以短距离（2~3毫米）水平颤动牙刷（勿使毛端离开牙龈沟），至少颤动10次；然后将牙刷向牙冠方向转动，拂刷颊面。在将牙刷移到下一组牙时，注意重叠放置。按顺序刷完上下牙的颊面。

　　（2）按同样的方法刷后牙舌（腭）面。

　　（3）刷上前牙舌（腭）面时，将刷头竖放在牙面上，使前部刷毛接触龈缘或进入龈沟，做上下提拉颤动，自上而下拂刷（不做来回拂刷）。刷下前牙舌（腭）面时，自下而上拂刷。

　　（4）刷咬合面时，刷毛指向咬合面，前后来回刷。

　　（5）注意上下左右区段都刷到。

17 刷牙时应该注意什么？

(1) 用接近自己体温的温水刷牙效果最好。

(2) 刷牙不要太使劲,应该使用手腕的力量刷牙而不是用手臂的力量。

(3) 建议每次刷牙应不少于 3 分钟。

(4) 要早晚刷牙,饭后漱口。晚饭 30 分钟后要刷牙。

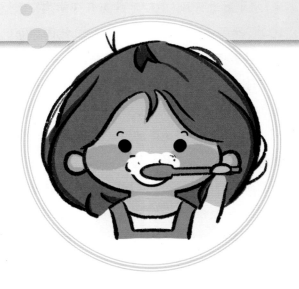

18　刷牙了还需要使用牙线吗？

　　需要。每次在用牙刷刷牙之后,使用牙线可以大大降低牙齿邻接面的龋病患病率。

　　市场上一般有两种牙线,即牙线棒和牙线盒。

　　(1)牙线棒的使用方法:洗净双手,轻轻将牙线放入齿缝间,上下、前后移动牙线以剔除牙垢。

　　(2)牙线盒的使用方法:洗净双手,取一段约20厘米的牙线,将两端结扎在一起,呈环状。用双手的示指和拇指将线圈绷紧,两指间距1~1.5厘米,用拉锯式动作将此段牙线轻轻压入牙间隙,缓慢滑入龈缘以下1~2厘米,切记不要用力过猛,以免损伤牙龈(正确使用牙线时,是不会感觉到牙龈疼痛的)。然后将牙线紧贴一侧牙面的颈部,并呈"C"形包绕邻面,由龈沟向牙合面方向移动,以刮除牙面上的菌斑。每个邻面重复3~4次,当听到嘎吱、嘎吱的声音时,说明这个邻面的菌斑清除干净了。移动手指使用另一段清洁的牙线，重复上述动作，依次刮除每颗牙邻面的菌斑，包括最后一颗磨牙的远中面。使用牙线后要用清水漱口。

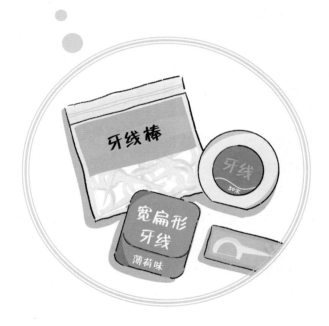

19 在正畸牙齿应该注意什么?

（1）保持口腔卫生：佩戴牙套后，每次进食后都需要刷牙，建议选用细软毛、小头的正畸牙刷，通过"45°倾斜"刷牙法对牙齿进行清洁，要多方位、多角度清洁牙齿各面。

针对牙刷无法清洁的位置，可以选用牙间刷、间隙刷，每次刷牙不少于3分钟，建议使用含氟牙膏。

（2）注意饮食习惯：要少吃零食。不要用前牙啃食物，如吃苹果、桃等食物时可以削成小块用后牙咀嚼；避免吃过黏、过硬的食物，如面包干、硬糖、牛肉干、小核桃等；避免吃过冷或过热的食物。

（3）改正不良习惯：改正咬铅笔、橡皮、指甲等不良习惯。

盐水漱口能不能预防新型冠状病毒感染?

盐水漱口有利于清洁口腔和咽喉,对于咽喉炎有帮助。首先,新型冠状病毒侵犯的部位在呼吸道,漱口没有办法清洁呼吸道;其次,目前尚无任何研究结果提示盐水对新型冠状病毒有杀灭作用。

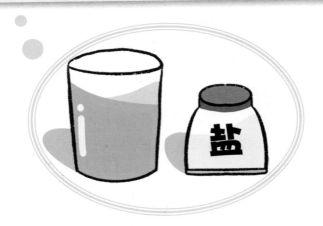

21 居家清洁消毒应该注意什么？

家庭应以清洁为主，日常预防性消毒为辅，应避免过度消毒。日常预防性清洁消毒时应首选物理消毒方法，使用化学方法消毒时，优先选择刺激性小、环保型消毒剂。针对不同消毒对象，可按 125~127 页表格所列方法进行消毒（此处以含氯消毒剂为例）。消毒剂配制和使用过程中应做好个人防护，如戴好口罩和手套等，如有条件可戴防护眼镜，所用消毒剂应在有效期内。消毒后应及时用清水冲洗干净，防止消毒剂对物品造成腐蚀。消毒操作最好在房间无人时进行，消毒完毕后，应打开门窗充分通风，一般应通风 30 分钟以上。

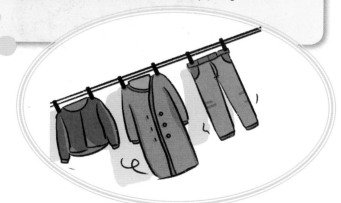

22　泡热水澡、蒸桑拿能预防新型冠状病毒吗？

不能。杀死新型冠状病毒需要 56℃ 30 分钟。但人体的体温是相对恒定的，热水澡、桑拿房均无法提升体内温度，所以无法预防病毒。但我们可以通过勤洗澡、勤换衣的方式保持卫生。在洗澡或洗脚时，要特别注意先放凉水后放热水，并先用手试水温，避免烫伤。

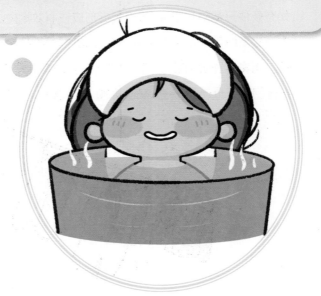

用电吹风对着手吹 30 秒能消毒吗？

　　杀死新型冠状病毒，至少需要 56℃ 30 分钟。虽然电吹风风口温度接近 60℃，但是即使贴着手，也要吹 30 分钟，而且这样会造成烫伤等伤害。好好洗手就可以有效地清除病毒，这样做是不是更简单？

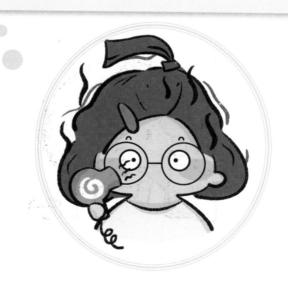

24 什么消毒剂可以杀灭新型冠状病毒？

病毒对紫外线和热敏感，56℃ 30 分钟、乙醚、75% 乙醇、含氯消毒剂、过氧乙酸和氯仿等脂溶剂均可有效灭活病毒，氯己定不能有效灭活病毒。

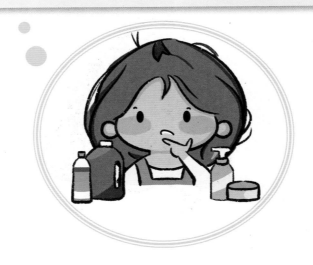

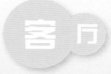

客厅

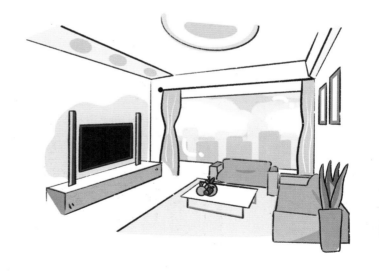

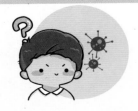

25 家里每天应该怎么通风换气呢?

　　应该根据具体天气情况,每天开窗通风 2~3 次,每次不少于 30 分钟。通风时,要提醒家人注意保暖。

　　建议 8：00~11：00 和 13：00~16：00 进行通风换气。这两个时段的大气扩散条件比较好,污染物浓度较低,也是日内温度较高时段。如果家里的窗户正好面向马路边,要注意避开早晚高峰时段开窗。

　　开窗通风很重要,但保持室内适宜的湿度也很重要。应该将室内湿度保持在 40%~60%,必要时可以开启加湿器,以避免呼吸道干燥破坏屏障作用。

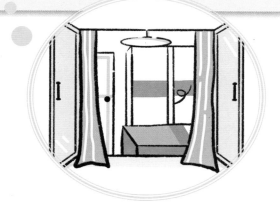

通风换气时我和爸爸妈妈应该注意什么？

开窗期间应注意儿童安全，窗台附近避免放置可攀爬的器物或家具（如沙发、凳子、床、矮柜等），家长做好对孩子的监护，保证儿童不攀爬窗户、护栏，不将身体探出窗户外。同时注意开窗的窗台上不要搁置物品，以免造成高空坠物。

心理健康可以提高我的免疫力吗？

有心理健康，才有生理健康，所以小朋友们一定要注意心理因素对健康的影响。要养成乐观、开朗和宽容的性格，培养良好的交往习惯，保持良好的精神面貌。

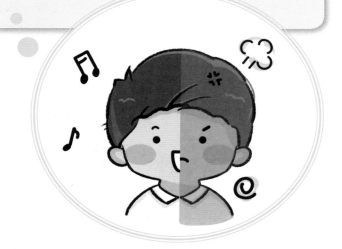

28　疫情期间，需要注意哪些不良情绪？

学龄儿童正是对躯体受伤、疾病和死亡等较为关注和恐惧的年龄段，受到疫情影响，低年级学生可能出现不敢出门，反复玩相关主题游戏，反复询问，紧张、害怕，攻击性行为增加等情况。青少年则常出现焦虑、担忧、低落、愤怒等情绪，也可能出现攻击性行为或冒险性行为。家长应该关注儿童青少年的情绪，对于异常表现应及早发现、及早干预。

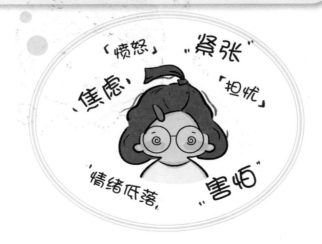

29 我打不起精神来，应该怎么办？

　　可以经常与同学、朋友保持联系；用运动、活动来分散自己的注意力或缓解无聊的情绪；增加亲子活动时间，和家长一起做运动游戏（如室内足球、投篮、跳绳）对抗游戏（如拔河、枕头山、木头人）解谜游戏（如拼图、迷宫、你演我猜）艺术类游戏（如绘画、手工、表演）等，避免过度玩手机或看电视。过度依赖视屏会增加不良情绪及易感度。

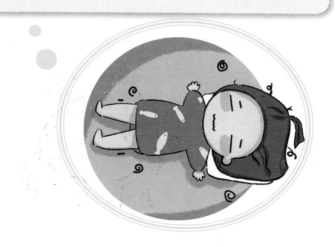

30 疫情期间,我总是容易焦虑和烦躁,爸爸妈妈该怎么办?

疫情期间紧张的气氛容易造成焦虑,为了缓解心理不适,从家长处获得安全感最为重要。

家长应该关心、询问孩子对所接触的事件的看法,倾听让孩子感到担忧和害怕的事情;可以教会孩子做深度放松练习(如呼吸练习、瑜伽),通过一起欣赏动听的音乐、体验令人愉悦的事(如正向积极的电影、纪录片)等方式,暂时缓解孩子的焦虑情绪。另外,家长也可以带领儿童一起做一些"主动式休闲",比如下棋、看书、烹饪、学习新技能等,不仅可以对冲疫情带来的焦虑感,还能够充实生活,提升假期的生活质量。

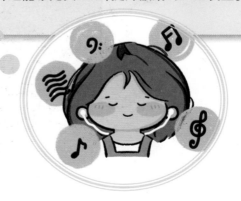

31 每天看到疫情不断发展,我越来越焦虑害怕,爸爸妈妈应该怎么做?

家长一定要注意避免信息超载给孩子带来的焦虑感。在疫情流行时,尽量控制自己和孩子每天接收有关信息的时间不超过 1 小时,在睡前不宜关注、讨论相关信息,不要道听途说,应该听取权威机构发布的疫情信息,为孩子过滤不良信息,做信息的主动搜集者而非被动接收者。

如果爸爸妈妈不能帮助我缓解情绪应该怎么办？

如果心理压力较大，不能在父母的帮助下做到自我调节，可通过电话12320及时寻求专业心理援助。

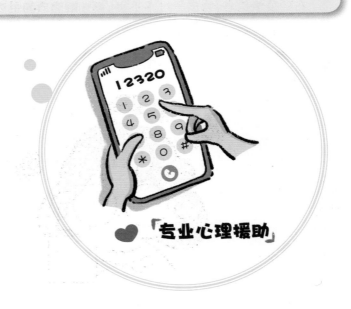

33 在家里自己玩耍就安全吗？

　　小朋友们待在家里，确实能够减少接触新型冠状病毒的可能性，但是在家里自己玩耍，是不是就意味着一定安全呢？其实不然，小朋友即便待在家里，还是要时刻预防各种意外伤害。预防意外伤害，小朋友可以这样做：不把刀、剪、钩、叉、针、铲等生活用品当玩具；不拿打火机、火柴当玩具；不拿尖锐文具（圆规、铅笔等）玩耍；不将细小的物品放入口鼻、耳朵。

　　特别提醒：待在家里做手工时，小朋友要使用钝口圆头的安全剪刀；削铅笔时注意力要集中，铅笔不削双头。

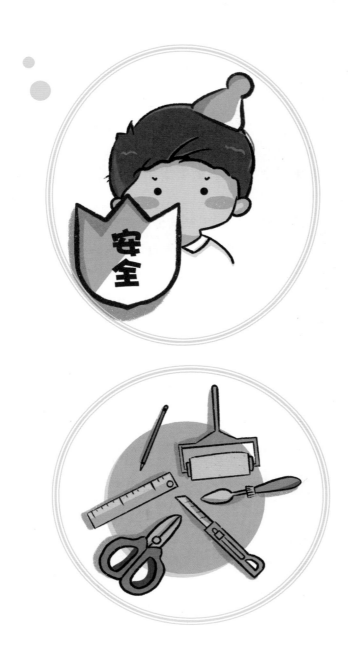

待在家里应该如何注意用电安全？

小学生不要独自使用电器。使用电器时不用湿手碰电源、不用拖拽的方式拔出插头。如果发现有人触电，首先要切断电源，及时呼救，切忌直接触碰伤者。

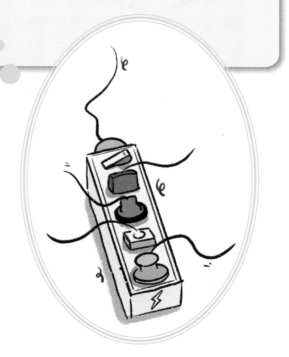

35 运动锻炼不能少，要如何选择室内运动呢？

（1）安全性原则：家长要选择合适、安全的室内运动场地，为孩子准备合适的运动鞋袜，家长在运动过程中要时刻关注孩子的状态。

（2）多样性原则：运动的形式应该是多种多样的。有氧运动如有氧健身操、亲子爱眼健身操等，可以提高心肺耐力，减少机体脂肪堆积；抗阻运动，如哑铃、弹力带等，可以增肌、强壮骨骼和关节、预防心血管疾病；柔韧性运动，如瑜伽等，可以改善肌肉组织与神经系统的协调性，增加韧带力量。

（3）合理性原则：运动要有规律，每天运动。活动时间可以累积，每次持续时间不少于 10 分钟，每天运动至少 1 小时。抗阻练习每周 2~3 次，柔韧性练习可以随时做。

特别提醒：如果所在楼层较高，注意选择不会带来明显响动的运动方式。

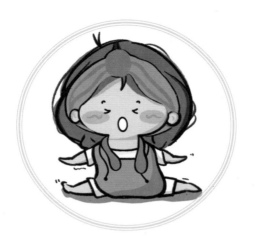

　　在这里为大家推荐一组亲子爱眼健身操,在增加学生运动时间、塑造健康形体、改善视疲劳状态、提高身体素质、促进其健康成长的同时,还能创造和谐氛围,达到全民健身的目的。

　　亲子爱眼健身操包括少儿健身体操、少儿体育舞蹈、少儿艺术体操和少儿太极推手。

亲子爱眼健身操之
少儿健身体操

少儿健身体操通过有氧健身操基本步法及标准操化动作,结合街舞的身体律动,完成一系列简单且有效的动作组合,将中医经络梳理与敲击等内容融入其中,完成对于眼部的护理,本套动作既可以锻炼身体协调性,提升身体素质,又可以促进视力健康,达到护眼效果。

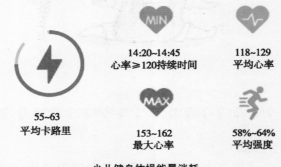

MIN 14:20~14:45 心率≥120持续时间	118~129 平均心率
55~63 平均卡路里	MAX 153~162 最大心率	58%~64% 平均强度

少儿健身体操能量消耗

第一段:下肢弹动与眼手配合

本段落由 8x8 拍动作组成,主要动作有侧迈步弹动,前迈步踏步,迈步后点地等,左右对称完成,手臂在侧举、上举及下伸时眼睛看手指方向。眼随手动,促进眼周围肌群的运动。

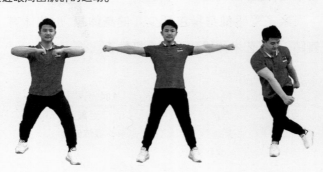

第二段:心肺训练与胆经敲打

本段落由 16x8 拍动作组成,主要动作有侧点地,提膝拍打,斜侧迈步并腿跳,开合跳击掌,交叉步胆经敲打,前点地扩胸等,通过跳跃动作来提升心率、锻炼心肺功能,提膝及下蹲时敲击胆经及内侧肝经,达到中医理疗作用。

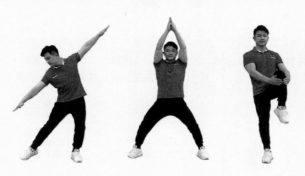

第三段:调息及肝经伸展

本段落由 8x8 拍动作组成,主要动作有腿部伸展,侧弓步左右移重心,主要目的是将腿部内侧三条经络(主要是肝经)进行伸展梳理,中医理论中肝主目,经络畅通则眼明亮,伸展肝经以达到眼部护理的功效。

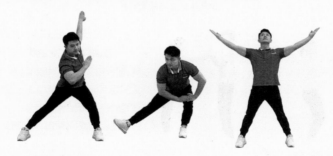

少儿健身体操的特点

本套动作适用于不同年龄的人群,动作简单时尚,音乐欢快动感,动作设计对称且流畅,通过中医理论中胆经敲打、肝经梳理完成对于眼部的护理,通过眼手配合动作锻炼眼部周围肌群,缓解眼部疲劳,改善视力。

扫描二维码,
观看教程

"儿童健康·放眼未来"学生近视防控宣传工具包

国家卫生健康委员会疾控局	指导
北京市疾病预防控制中心	制作

亲子爱眼健身操之
少儿体育舞蹈

少儿体育舞蹈通过融合弹动舞步,恰恰舞步,牛仔舞步,维也纳华尔兹舞步四个不同风格舞种动作,由《HELLOW,你好!》《跟我来!》《一起摇摆!》《欢快的维也纳》四个部分组成,形成一整套注重礼节,充满仪式感的双人配合的亲子舞蹈。

15:10~15:45
心率≥120持续时间

132~138
平均心率

65~72
平均卡路里

MAX
172~178
最大心率

68%~72%
平均强度

少儿体育舞蹈能量消耗

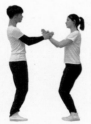
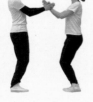
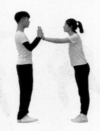

第一节:《HELLOW,你好!》

该曲舞蹈主要由膝关节弹动舞步组成,配合拍手运动和点头运动。体现出两人之间相互问候的感觉。通过在转体和换位过程中,头部配合点头与双人之间愉悦的眼神对视,活动眼部肌肉,缓解眼睛疲劳。

第二节:《跟我来!》

该曲舞蹈主要由恰恰舞蹈的基本舞步组成,配合前后,左右移动,以及臂下转动动作。体现出两人之间"我走你跟"的引带与跟随关系。舞蹈可表现出风趣可爱的风格。舞蹈动作中含有大量的快速转头动作,以及转头后快速定位对视动作,有利于活动眼部肌肉,缓解眼部疲劳。

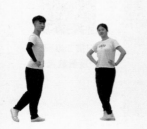
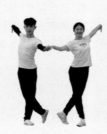

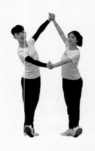
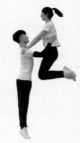

第三节:《一起摇摆!》

该曲舞蹈主要由牛仔舞的基本舞步组成,配合双手的推拉关系,双人托举动作。体现出两人之间"你推我拉"的配合关系。舞蹈可表现出轻松随意的两人游戏感觉。舞蹈动作中有大量双脚蹦跳和踢腿动作,运动强度稍大,有利于骨骼的生长发育。舞蹈动作中含有大量的快速转头动作,以及转头后快速定位对视动作,有利于活动眼部肌肉,缓解眼部疲劳。

第四节:《欢快的维也纳》

该曲舞蹈主要由简化的维也纳华尔兹舞步组成,配合双人舞蹈邀舞,共舞等宫廷礼仪环节,两人身体位置发生较多改变。该舞曲体现出两人之间亲密无间、欢快流畅的配合感觉。舞蹈中的呈现的舞步即可三拍一动,也可一拍一动,具有圆舞曲的起伏风格,舞态高贵,形态挺拔,气质高雅。双人之间的身体位置变化多样,眼神交流较为频繁,利于活动眼部肌肉,缓解眼部疲劳。

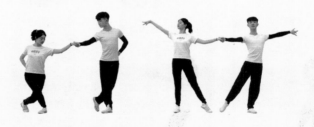

少儿体育舞蹈的特点

本套动作通过双人配合方式的改变来促进参与者之间的情感交流,提高配合意识,动作简单易学,同时具有趣味性和表演性,可选择性地进行单节舞蹈的重复训练,也可从头至尾按照每个主题来完成。

扫描二维码,
观看教程

"儿童健康·放眼未来"学生近视防控宣传工具包

国家卫生健康委员会疾控局　　指导

北京市疾病预防控制中心　　制作

亲子爱眼健身操之
少儿艺术体操

少儿艺术体操融合艺术体操的身体姿态、身体摆动绕环波浪、基本步法以及球的基本技术,由颈部运动、上肢运动、下肢运动、全身及整理运动四个部分组成,形成一整套活泼,优美双人配合的亲子艺术体操球操。本套亲子艺术体操球的总体特点是将艺术体操身体基本动作和球的基本技术与音乐节奏有机结合起来。

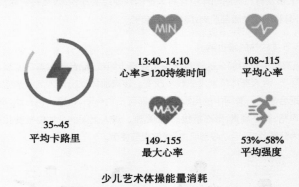

13:40~14:10
心率≥120持续时间

108~115
平均心率

35~45
平均卡路里

149~155
最大心率

53%~58%
平均强度

少儿艺术体操能量消耗

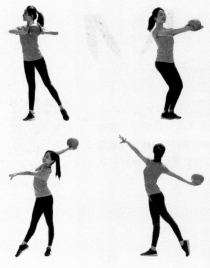

第一节:颈部运动

通过头部的摆动绕环动作进行远眺,从而放松眼部肌肉,缓解视觉疲劳;通过颈部的旋转,放松颈部肌肉从而缓解颈部疲劳。

第二节:上肢运动

通过肩胸部练习,可以促进练习者后背姿态的延展和保持抬头挺胸的良好姿态。同时结合球的基本动作,使眼随手动,提高视觉的灵敏性和准确性,增大练习者眼部肌肉的活动范围。

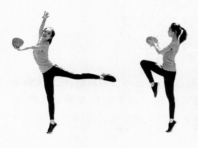

第三节：下肢运动

通过腿部拉伸、踢腿和跳跃练习，提高练习者腿部力量、柔软性和心肺功能；结合抛球等动作，提升练习者整体的协调能力，并锻炼眼部肌肉的灵敏性，提高眼神定位的准确性。

第四节：全身及整理运动

通过全身运动及整理练习，促进练习者的协调能力、相互配合能力及表现力。通过双人配合练习的眼神互动，增进练习者之间的情感交流。

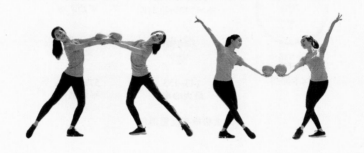

少儿艺术体操的特点

本套动作主要从培养练习者的基本仪态和协调性入手，通过不同的身体动作和左右手持球的改变来锻炼协调性与韵律感。同时，身体动作与器械球的完美结合，能够促进练习者形成优美的身体形态，发展其运动能力，并通过双人配合的形式促进练习者之间的情感交流，提高配合意识。

扫描二维码，观看教程

"儿童健康·放眼未来"学生近视防控宣传工具包

国家卫生健康委员会疾控局　　指导

北京市疾病预防控制中心　　制作

亲子爱眼健身操之
少儿太极推手

少儿太极推手通过太极拳推手粘黏连随、不丢不顶的原则,结合太极拳掤、捋、挤、按、采、挒、肘、靠八法,由平圆单推手、立圆单推手、折叠单推手、进步采按、单缠臂、双缠臂、进步肩靠、顺步大捋八个章节组成,形成一整套蕴含太极拳韵味和养生健身的太极技法。

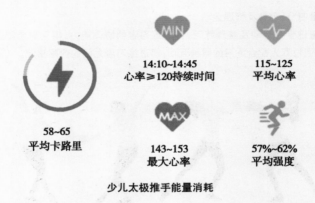

	MIN	
	14:10~14:45	115~125
	心率≥120持续时间	平均心率
58~65	**MAX**	
平均卡路里	143~153	57%~62%
	最大心率	平均强度

少儿太极推手能量消耗

第一节:平圆单推手

双方搭手,一方用劲向前推按时,另一方沿弧线引化,在双方胸前形成平圆运动轨迹。身体重心随动作前后移动。

特点:两手在运动中粘黏连随,眼随手的运动方向,精神内敛,神情贯注。

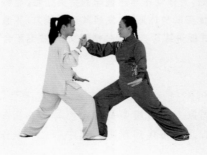

第二节:立圆单推手

双方搭手,一方用劲向前做扑面掌,另一方沿上弧线向耳侧引化,在双方体侧形成立圆运动轨迹。身体重心随动作前后移动。

特点:以腰带臂,柔中寓刚,全神贯注,眼随手的运动方向。

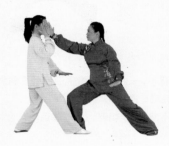

第三节:折叠单推手

双方搭手,一方用劲向对方髋侧插掌,另一方沿体侧弧线向外侧引化,在双方体前形成八字螺旋的运动轨迹。身体重心同上节所叙。

特点:转腰坐髋,沉肩坠肘,强调眼神跟随,锻炼手眼协调一致。

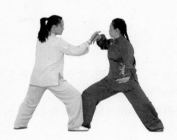

第四节:进步采按

在平圆双推的基础上,练习采按的技术动作,双方协调配合,步伐动作变化有序。

特点:采按方法清晰,转腰带髋动作协调一致。注视对方。

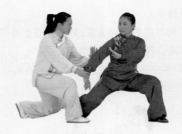

第五节：单缠臂

双方搭手，一方领手，一方跟随，单手沿体前手臂缠绕的同时移动重心，步伐和动作在进退中完成一圈。

特点：动作连绵不断，丝丝相连，上、下肢运动配合协调。眼随身动，手眼身法步协调一致。

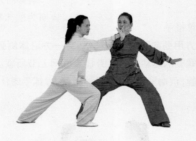

第六节：双缠臂

双方搭手，一方领手，一方跟随，双手沿体前做手臂缠绕的同时移动重心，步伐和动作在进退中完成一圈。

特点：双缠臂加强上肢动作与步伐的配合力度。强调手眼身法步的协调一致。

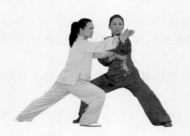

第七节:进步肩靠

在平圆单推的基础上,练习肩靠的技术动作,双方协调配合,步伐动作变化有序。

特点:转髋两肩相靠,双方劲力适当配合协调,全神贯注,眼视对方。

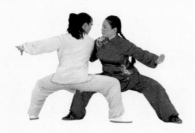

第八节:顺步大捋

同侧步伐,练习捋法的技术动作,借对方来力,顺势而为,双方配合练习。

特点:人刚我柔,随曲就伸,借力打力,顺势而为的太极推手技术和形神兼备的健身养生理念相统一。

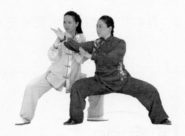

少儿太极推手的特点

本套动作的总体特点是将太极拳推手的基本动作与经典对抗技法,在优雅的音乐伴奏下有节拍地通过双人配合进行,动作简单易学,且使全身的组织和器官都得以锻炼,增加了健身效果,提高了锻炼情趣。

扫描二维码,
观看教程

"儿童健康·放眼未来"学生近视防控宣传工具包

国家卫生健康委员会疾控局 指导

北京市疾病预防控制中心 制作

36 运动前后和运动过程中,我应该注意些什么呢?

　　(1)运动前需要进行简单的准备活动,比如伸展运动。

　　(2)运动中要注意逐渐增加运动的强度和运动量。

　　(3)运动后要进行拉伸和放松。

　　(4)运动过程中和运动结束后要补充水分。

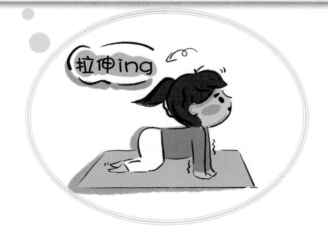

除了运动锻炼，我还可以做些什么体力
活动呢？

同学们要让自己的日常生活保持在一个活跃的状态，减少静止不动的时间，多帮家长做些力所能及的家务劳动，例如打扫卫生、整理房间、洗碗、做饭等。

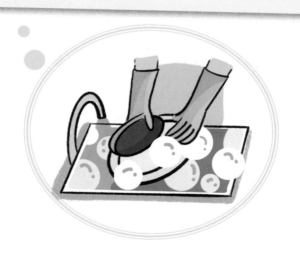

38 如何才能健康地使用电子产品呢?

中小学生要正确、合理地使用电子产品,并严格限制每日视屏时间。非学习目的使用电子产品单次不宜超过 15 分钟,每天累计时间不宜超过 1 小时。连续视屏时间 30~40 分钟,至少休息 10 分钟,可以做些运动或家务劳动,也可以通过做 2008 版眼保健操或者远眺来缓解视疲劳。

电视、电脑摆放位置要合适,应避开窗户和灯光的直射,以免反射光刺激眼睛;光线不足时或夜晚要打开顶灯。

电视摆放高度与儿童青少年坐着看电视的视线平齐,看电视的距离可远于电视屏幕对角线距离的 4~5 倍。

观看电视或其他视频节目时,鼓励家长陪伴孩子一起观看,结合节目内容适时交流,增进亲子互动,启发孩子的思维。

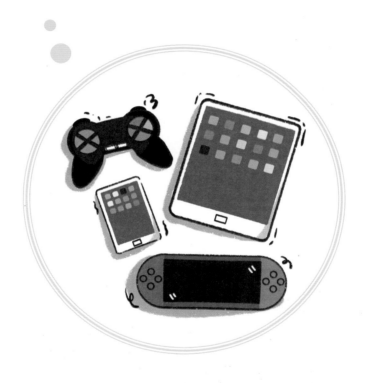

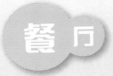

餐厅

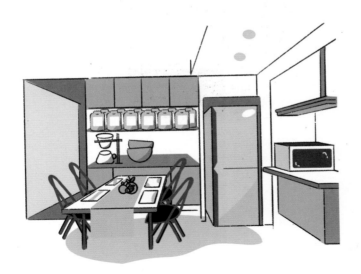

39 爸爸妈妈应该怎样为我准备合理的饮食呢？

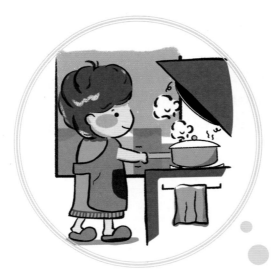

居家期间同学们要保证规律的饮食，平衡的膳食，维持健康的体魄。

(1)定时定量进餐：两餐可间隔 4~5 小时。控制吃饭速度，避免过量进食。

(2)保证食物的多样性：每天摄入 12 种以上食物，每周 25 种以上。不吃野生动物。

（3）谷类为主，粗细搭配：多吃薯类杂粮。尽量做到每天3种，每周5种以上谷薯类及杂豆类食物的摄入。

（4）**餐餐有蔬菜，天天有水果**：每日茎、叶类蔬菜摄入量应为300~500克，其中深色蔬菜要占到一半或以上。保证每天摄入水果200~350克。

（5）保证优质蛋白质的摄入：多吃奶类及奶制品、大豆及豆制品，每天摄入液体奶300毫升。适量摄入鱼、禽、蛋和瘦肉。每周可摄入50~70克坚果。

（6）**每天吃早餐**：早餐食物种类应尽量丰富。谷薯类、蔬菜水果类、肉蛋类、奶类或大豆类及其制品，早餐应该包括上述4种食品中的至少3种。

（7）**饮食清淡、易消化**：少油腻、少辛辣；少吃洋快餐，减少高能量食品的摄入。

（8）**每天少量多次饮水**：最好选用温度适宜的白开水，每天800~1 400毫升。不喝或少喝含糖饮料。

（9）**科学选择零食**：每日吃零食不超过3次，与正餐间隔1.5~2小时。睡前1小时内、看电视和玩耍时不要吃零食。

（10）**注意食品卫生**：处理生食和熟食的切菜板、刀具等要分开，接触生食后要洗手，肉类和蛋类要煮熟、煮透后食用。

应该保持心态平和,吃饭时不说话、不打闹,安静就餐,避免喷溅。不要含着筷子、勺子和叉子等物品。用餐时应该特别注意鱼刺和骨头,避免卡喉。不吃过凉或过热的饭菜。端热水和热汤时要戴上隔热手套(小学低年级学生不要独自端热水和热汤)。

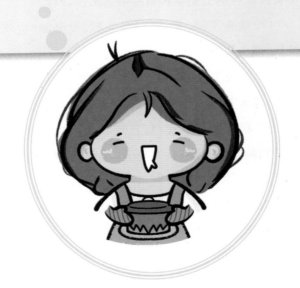

41 家里是不是应该实行分餐制呢?

围桌同坐,共享美食,其乐融融,然而,在共享美食时,我们也有可能不小心共享了危险。家庭采取分餐制,好处多多!

(1)预防经口传播疾病:分餐制可以预防各种经口传播的疾病并减少交叉感染的机会。

(2)定量取餐,按需进食,保证营养平衡:分餐制可以根据每个人所需进行分配。特别对于儿童,有利于均衡营养,防止偏食,有助于养成良好的饮食习惯。

(3)节约粮食,减少浪费:对于实行分餐的家庭来说,能很好地量化食物,按量分配,减少浪费。即使吃不完,剩下的没动过的饭菜也容易保存。

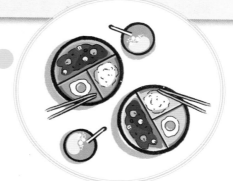

42 身体不舒服时，饮食上需要注意什么？

（1）多饮白开水，建议少量多次：多饮水可以增加循环血容量，补充由于患儿身体不适、呼吸增快、咳嗽等丢失的体液，可降低呼吸道内分泌物的黏稠度和避免分泌物干结，利于患儿咳出痰液。

（2）患病期间要少食多餐：避免过饱，除正常的一日三餐外，上午和下午可各加餐 1 次。

（3）多吃蔬菜和水果：补充因身体不适而增加的维生素 A 的消耗；蔬菜水果中的维生素和植物抗氧化活性成分可以增加患儿的抗病能力。

（4）进食易消化的食物：当孩子身体不适时一般会出现食欲不佳的现象，家长要给患儿准备易消化的食物，食物不宜过咸或过甜，不为孩子提供油腻或刺激性的食物。

（5）有咳嗽症状时，要特别注意颗粒状硬果类食物，比如坚果和硬糖等，避免食物进入气管引发窒息。

以上建议仅针对日常饮食，疫情期间如果感到身体不适，建议首先通过网上问诊平台及时向医生进行咨询，以确保获得专业的医疗建议。如果要去医院就诊，则患儿和陪同的家长均应做好个人防护。

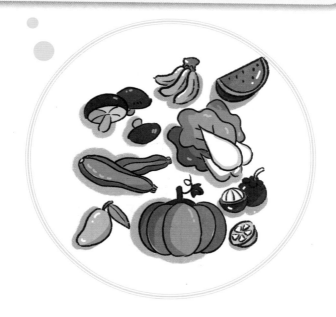

43 可以服用维生素 C 来预防感染吗？

现有的研究证据还不足以证明维生素 C 能预防新型冠状病毒，也尚未证明维生素 C 有抵抗病毒的作用。

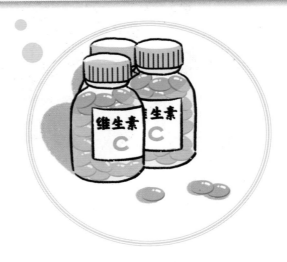

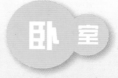

卧室

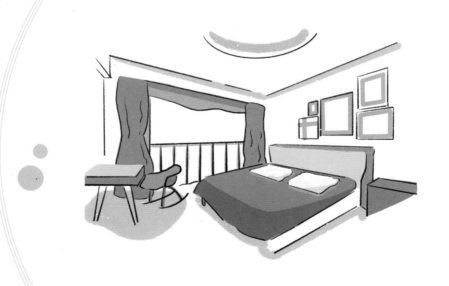

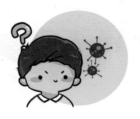

44 寒假居家应该如何配合学校做好健康监测?

同学们在寒假期间要尽量避免外出。如必须外出,则一定要做好个人防护。在家要注意居室卫生和个人卫生。配合学校的日排查制度,关注自身健康状况,测量体温,每日向班主任上报健康状况和行动动向。如果感到身体不适或出现可疑症状,应及时就近就诊。

45 我现在还必须早睡早起吗？

充足的睡眠是维护机体抵抗力、保证儿童生长发育、促进身体健康的重要因素。疫情期间，同学们更要规律作息，早睡早起，保证每天充足的睡眠时间，小学生每天 10 小时，初中生每天 9 小时，高中生每天 8 小时。

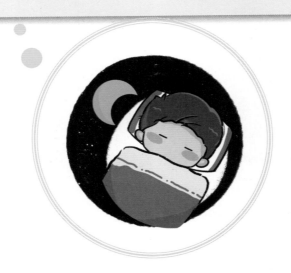

46 疫情期间,可以佩戴角膜接触镜吗?

可以。角膜接触镜包括隐形眼镜和角膜塑形镜等。目前尚没有因佩戴角膜接触镜而感染病毒的报道。需要注意的是,佩戴和摘除角膜接触镜前,应常规进行手消毒,避免接触镜擦伤角膜;患结膜炎时应暂停使用角膜接触镜。

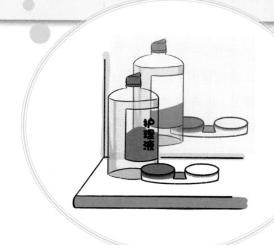

疫情期间,佩戴各类角膜接触镜的注意事项有哪些呢?

　　佩戴和摘除角膜接触镜前,应正确洗手;尽量选择日抛型角膜接触镜。注意:护理液瓶子、润眼液瓶子、眼镜盒外表面都有可能沾染了细菌和病毒。戴镜过程中,接触镜片的手指请勿触碰瓶子,一旦接触,应立即洗手。

　　(1)正确的洗手方法:①用肥皂或洗手液洗手;②用自来水彻底冲洗双手;③晾干双手或用干净的纸巾擦干双手。

　　(2)加强镜片、镜盒的护理:①戴镜前,用多功能护理液冲洗镜片;②取下镜片后,用多功能护理液揉搓镜片,并将镜片浸泡在有杀菌功效的多功能护理液或双氧水护理液中;③每周对镜片进行强效消毒和除蛋白护理(可杀死细菌、病毒,防止细菌、病毒的感染);④要定期清洗镜盒,定期更换新眼镜盒。

（3）以下情况应该停止佩戴隐形眼镜：①出现眼部不适，眼睛发红、疼痛、流泪、怕光、有分泌物等症状时；②出现发热或打喷嚏、流鼻涕、鼻塞、肌肉酸痛、头痛无力等感冒症状时；③近期与新型冠状病毒肺炎患者有过接触史时应停止佩戴隐形眼镜。

48 密切接触者应该怎么做？

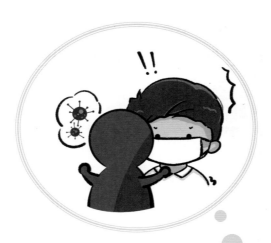

　　在无防护状态下与新型冠状病毒肺炎病例有共同居住、学习、工作等近距离接触的人员，会被通知为密切接触者。如果密切接触者为学生，家长应及时上报学校。密切接触者应采取集中隔离医学观察，不具备集中隔离条件的地区可采取居家隔离医学观察。

居家隔离应注意以下几点

（1）居家隔离期间，密切接触者应单独居住在通风良好的房间里，使用专用餐饮具，有条件时使用专用厕所。尽量减少与家人接触。拒绝一切探访。

（2）密切接触者单独居住，可不戴口罩；在进入和家庭成员共用的空间时应佩戴医用口罩。口罩被分泌物弄湿或弄脏时，应立即更换。

（3）不确定手是否清洁时，避免用手接触口、鼻、眼。打喷嚏或咳嗽时用纸巾、口罩或手肘遮住口鼻。

（4）居室要经常开窗通风，至少上、下午各1次，每次通风30分钟以上，可选择阳光充足的时段进行，保持房间空气清新，同时注意保暖。确保共用空间（厨房、浴室等）通风良好。

（5）每日至少进行一次房间湿式清扫，以保持清洁为主，预防性消毒为辅。

（6）观察期间不得外出，如果有疾病等特殊情况必须外出的，须经社区医务人员批准后方可离开。

（7）每日至少早晚各测量体温一次，家长应该密切关注孩子是否出现急性呼吸道症状或其他相关症状及病情进展。

（8）一旦出现任何症状（包括发热、寒战、干咳、咳痰、鼻塞、流涕、咽痛、头痛、乏力、肌肉酸痛、关节酸痛、气促、呼吸困难、胸闷、结膜充血、恶心、呕吐、腹泻和腹痛等），家长要立即联系社区医务人员和学校，说明学生的健康状况，并按社区医务人员的要求就诊。

密切接触者的家庭成员应该怎么做？

（1）其他家庭成员应避免进入密切接触者的房间，必须进入时应佩戴口罩，口罩需紧贴面部，在房间中不要接触和调整口罩。口罩因分泌物变湿、变脏，必须立即更换。摘下并丢弃口罩之后，进行双手清洗。尽量减少与密切接触者及其用品的接触，如避免共用牙刷、香烟、餐具、饭菜、饮料、毛巾、浴巾、床单等。接触可能污染的表面或与密切接触者接触后，可用含酒精的速干手消毒剂进行手消毒，也可用0.5% 碘伏溶液擦拭消毒 3 分钟以上。

（2）家庭成员清洗密切接触者的衣物、床单、浴巾和毛巾等时，将上述衣物放入洗衣袋，不要抖动，避免直接接触自己的皮肤和衣服。使用洗衣皂或洗衣液和清水清洗。

（3）家庭成员应配合社区医生做好密切接触者的管理，并督促密切接触者做到医学观察的各项要求。

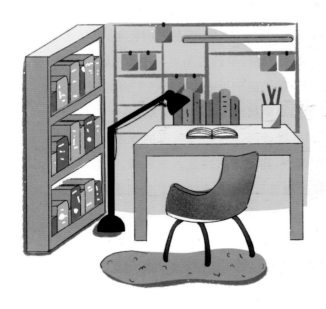

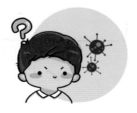

居家期间，应该如何阅读、书写呢？

看书、写字时姿势要端正，确保双眼与书本距离大于 30 厘米；连续看书、写字 30~40 分钟，至少活动性休息 10 分钟；不要在光线暗弱及阳光直射下看书，不卧床、窝在沙发看书。

51 如何保持正确的用眼姿势?

遏制新型冠状病毒肺炎疫情蔓延,"待在家"成为自爱、保家、卫国的新状态。同学们在家也要保持正确的用眼姿势。如果姿势不正确,视力会下降,时间长了脊柱也会出现异常,这将影响身体健康和形态美。

读写、看电视、使用手机等电子产品时要保持好坐姿(肩平、腰直、挺前胸),读写时做到"一拳一尺一寸":一拳:胸前与桌子间隔一拳(一个拳头的距离);一尺:眼睛与书本距离一尺(约 33 厘米的距离);一寸:握笔手指与笔尖距离一寸(约 3.3 厘米的距离)。

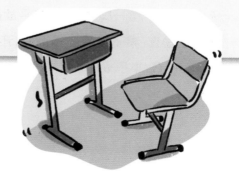

52 保持正确坐姿的前提是要有合适的课桌椅，我如何检查家里的课桌椅是否合适呢？

　　不良坐姿可成为中小学生脊柱侧弯、驼背和近视的诱因。为了提高家长和孩子在家庭保持正确的坐姿和用眼行为，在此为家庭提供课桌椅调配指导。

　　对于有可调式课桌椅的家庭，根据"坐于椅子/凳子上大腿与小腿垂直、背挺直时上臂下垂其手肘在桌面以下 3~4 厘米"的原则，调节桌椅高度，也可参考中小学课桌椅尺寸表（GB/T3976—2014）。

　　对于没有可调式课桌椅的家庭，可以根据上述原则加以调整：若桌子过高，尽可能使用高一点的椅子，并在脚下垫一脚垫，使脚能平放在脚垫上，大腿与小腿垂直；桌子或椅子过高时，还可将桌腿或椅腿锯短一截；桌子或椅子过矮时，可以将桌子或椅子垫高。

中小学课桌椅尺寸表（GB/T3976—2014）

课桌椅型号	桌面高（厘米）	座面高（厘米）	标准身高（厘米）	学生身高范围（厘米）
0 号	79	46	187.5	≥ 180
1 号	76	44	180.0	173~187
2 号	73	42	172.5	165~179
3 号	70	40	165.0	158~172
4 号	67	38	157.5	150~164
5 号	64	36	150.0	143~157
6 号	61	34	142.5	135~149
7 号	58	32	135.0	128~142
8 号	55	30	127.5	120~134
9 号	52	29	120.0	113~127
10 号	49	27	112.5	≤ 119

53 疫情期间,如何创造良好的家庭采光和照明环境呢?

　　疫情期间,家庭是中小学生生活和学习的主要场所,家长需要为孩子创造一个特殊时期的成长空间和环境。家庭采光和照明环境对中小学生的用眼卫生特别重要,改善中小学生家庭采光和照明环境的要求如下。

　　(1)将书桌摆放在窗户旁,使书桌长轴与窗户垂直,白天看书、写字时自然光线应该从写字的手的另一侧射入(右手写字则使光线从左手边射入);电脑、电视远离窗户摆放,屏幕侧对窗户,防止屏幕反光。

　　(2)如果白天看书、写字时光线不足,可在书桌上摆放台灯辅助照明(右手写字则台灯置于左前方);晚上看书、写字时,要同时使用书桌台灯和房间顶灯,并正确放置台灯。

（3）家庭照明光源不宜有颜色，色温以3 300~5 300K较为适宜；家庭照明不宜使用裸灯，即不能直接使用灯管或灯泡，而应使用有灯罩保护的灯管或灯泡，保护眼睛不受眩光影响。

（4）避免在书桌上放置玻璃板或其他容易产生炫光的物品。

54 疫情期间不能进行户外活动,我还可以怎么降低近视发生风险?

　　白天户外活动时,太阳光能够促使眼底释放多巴胺以延缓眼轴增长,从而可以预防控制近视的发生发展。不外出,你可以在阳光能够照射进来的居室内玩耍,也可以在早晨、中午、下午的不同时间段,在开窗通风防病的同时,做好保暖的前提下,尽情地"目"浴阳光,尽可能地远眺。

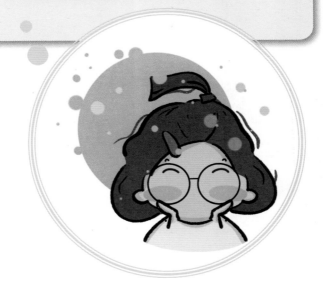

55　疫情期间我还能做眼保健操吗？

可以，2008 版眼保健操更简便、卫生、安全和有效。正确地做眼保健操时双手不会接触眼结膜，只会接触眼周皮肤。同学们在做眼保健操前要认真清洁双手，做操时全程闭眼，动作轻柔。如果眼睛发炎，应暂停做眼保健操，待治愈后再做。同学们在学习间隙也可以叫上父母一起学练亲子爱眼健身操，这样不仅能放松全身、疏通经络、缓解眼疲劳，还能增进亲子感情。如果感到眼睛累了，千万不能随手摘戴眼镜，随便揉眼，可以有意识地多眨眼睛，上下左右转动眼球，多眺望远方，放松眼部肌肉、促进眼睛周围血液循环，缓解眼疲劳。

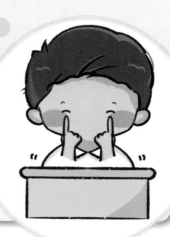

56 发现视物眯眼、频繁揉眼、看远处物体不清楚时,能立即就诊吗?

疫情防控关键时期请暂缓就诊。有如下情形之一者应立即就诊,就诊时要做好个人防护,戴好口罩,尽量避免乘坐公共交通工具!

(1)中重度眼外伤:如化学烧伤、热烧伤、眼球破裂伤等。

(2)眼红、痛伴视力明显下降:这种情况可能是角膜炎、青光眼、虹膜炎等眼内炎症。

(3)无痛性视力剧降:如突然出现无明显原因的视力骤降、固定的眼前黑影且逐渐扩大等。

特殊时期请做好健康管理,让自己少生病,更健康,全力对抗新型冠状病毒。

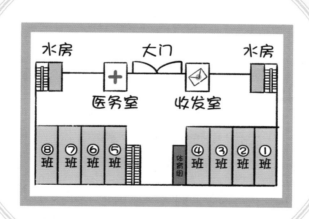

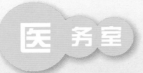

医务室

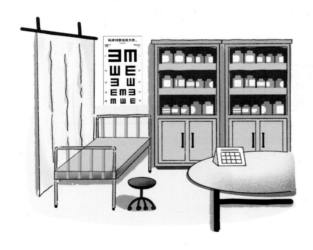

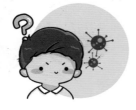

新型冠状病毒肺炎流行期间,学生和家长应如何配合学校做好晨午检?

(1)学生的自我管理和报告:如果学生有发热（≥37.3℃）、咳嗽、咽痛、胸闷、呼吸困难、乏力等可疑症状,应主动及时向老师报告,及时戴口罩隔离。

(2)建立学生体温家庭自测制度,每日由家长向班主任报告学生体温,住宿学生由学校统一安排组织体温测试。

(3)家长带学生到就近医疗机构的发热门诊就诊后（应避免乘坐交通工具）,应及时主动向学校报告就医情况,配合学校做好因病缺勤者的病情病因追踪调查工作。

58 开学后学校针对学生心理健康应该做些什么?

学校应及时开展心理健康促进行动。做好倾听一刻钟、运动一小时"两个一"行动,建立学生心理健康档案,评估学生心理健康状况。

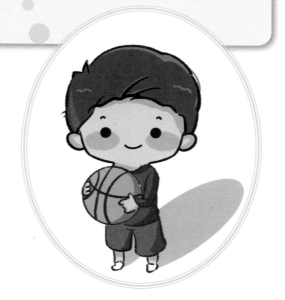

59 疫情期间集中空调能用吗？

　　在疫情流行期间,如果情况许可,应优先打开窗户采用自然通风,有条件的可以开启排风扇等抽气装置以加强室内空气流动。学校如需在疫情期间使用空调,应保证空调系统供风安全,保证充足的新风输入,所有排风直接排到室外。满足下列要求之一的集中空调通风系统可以使用。

　　(1)全空气方式的集中空调通风系统,应关闭回风系统,采用全新风运行,并在每天空调启用前或关停后多运行1小时。

　　(2)空气-水方式的集中空调通风系统,须确保各房间独立通风。

　　(3)已装有空气净化消毒装置(去除颗粒物、气态污染物和微生物)的集中空调通风系统,运行中应严格遵循产品使用说明操作,保障运行效果符合国家卫生标准要求。

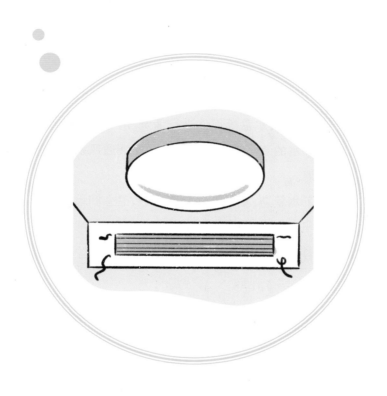

60 集中空调需要消毒吗?

在疫情流行期间,应加强对运行的集中空调通风系统的过滤器、风口、空气处理机组、表冷器、加热(湿)器、冷凝水盘等部件进行清洗、消毒或更换。加强冷却水的清洁消毒。建议关闭空调通风系统的加湿功能。

下水管道、空气处理装置水封、卫生间地漏以及空调机组凝结水排水管等的 U 形管应当定时检查,缺水时及时补水,避免不同楼层间空气掺混。

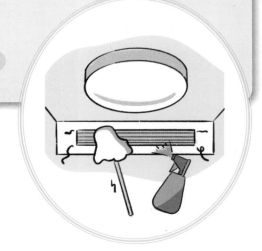

61 当使用集中空调的学校发现新型冠状病毒肺炎确诊病例和疑似病例时,应该怎么办?

如发现确诊或疑似病例,学校应立即关停确诊病例和疑似病例活动区域对应的集中空调通风系统,并立即对上述区域内的集中空调通风系统进行强制清洗、消毒。

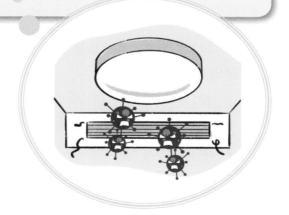

使用有新风系统的集中空调还有什么运行要求?

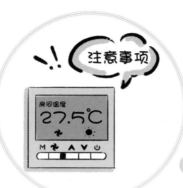

当空调通风系统为风机盘管加新风系统时,应当满足下列条件。

(1)应当确保新风直接取自室外,禁止从机房、楼道和天棚吊顶内取风。

(2)保证排风系统正常运行。

(3)对于大进深房间,应当采取措施保证内部区域的通风换气。

(4)新风系统宜全天运行。

(5)教室为人口密集场所,不论空调系统使用运行与否,均应当保证室内全面通风换气。

63 新型冠状病毒肺炎流行期间学校应如何做好预防性消毒？

　　加强学校教室、宿舍、食堂、餐厅等场所的通风换气，学校管理部门应通过每日清洁和消毒，认真做好学校室内外的环境卫生。正常情况下，以清洁为主，预防性消毒为辅。新型冠状病毒肺炎流行期间，针对不同消毒对象，可按 125~127 页表格所列方法进行消毒（主要以含氯消毒剂为例）。消毒剂配制和使用过程中应做好人员防护，应戴好防护眼镜、口罩和手套等，所用消毒剂应在有效期内。消毒后要用清水冲洗干净，防止消毒剂对物品造成腐蚀。消毒操作最好在上学前或放学后无人时间进行，做好消毒记录。严格遵循消毒配比，才能真正达到切断传播途径的目的。

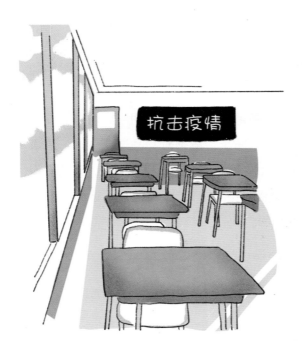

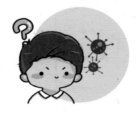

64　我们在教室里应该怎么做好通风换气呢？

　　气温较低的时候，同学们可以利用课前、课间休息 10 分钟和大课间期间对教室进行开窗换气。开窗换气有专人负责，要求开窗时同学们应离开教室，到室外活动。气温较高的时候，可以采用全日开窗的方式换气。

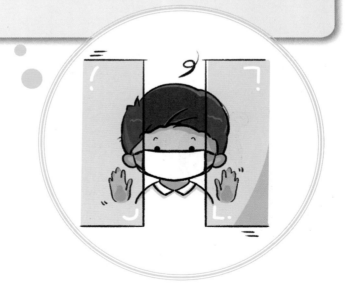

65 我在咳嗽、打喷嚏时应该注意什么？

　　同学们要知道，随着我们咳嗽或打喷嚏会喷出数万个在肺部、支气管、气管黏附的体液液滴，其中携带着大量的病毒和细菌。部分颗粒较小的液滴会飞得很远，最终粘在桌子、手机、键盘、车厢扶手等物体表面，再通过接触传播。所以为了保护我们自己和他人，同时也出于礼貌，除了在疫情流行期间，即使在平时，我们也应在咳嗽、打喷嚏时做到以下三点。

　　(1)打喷嚏或咳嗽时应用纸巾遮挡口鼻，用过的纸巾放入有盖的垃圾桶内，然后彻底清洁双手。

　　(2)没有纸巾时抬起并弯曲手肘，将头低到手肘里，用手肘的衣袖内侧来遮挡。

　　(3)不随地吐痰。

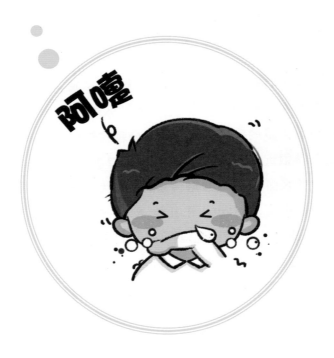

我在咳嗽、打喷嚏时应该注意什么？

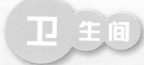

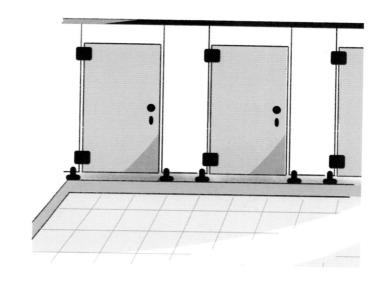

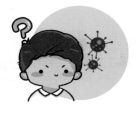

66 疫情期间为做好校内防控工作，卫生间应达到什么要求？

中小学校卫生间应向学生提供完善的洗手设施，保证每 40~45 人设有一个洗手盆或 0.6 米长的盥洗槽，并备有洗手液供学生使用。学生宿舍应每 5 人配备一个洗手盆或盥洗槽水龙头。

卫生间应具有天然采光、自然通风的条件，并安置排气管道。专人管理，每天加强通风和清洁消毒。厕位间宜设隔板，隔板高度不应低于 1.2 米。厕所应采用水冲式。如设置旱厕，应按照学校专用无害化卫生厕所设计。学生宿舍宜采用蹲式大便器。

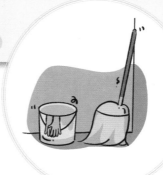

防疫加油站

新型冠状病毒肺炎流行期间预防性消毒常用方法一览表

消毒对象	消毒方式、频次与要点	消毒因子、浓度及消毒时间	注意事项
空气	1. 开窗自然通风，每日至少3次，每次30分钟以上 2. 不能开窗通风或通风不良的，可使用电风扇、排风扇等机械通风方式 3. 必要时使用循环风空气消毒机消毒，应持续开机消毒 4. 可使用次氯酸水消毒剂，手持喷头朝向空中从里到外，自上而下，由左至右均匀喷雾	1. 循环风空气消毒机建议杀菌因子为纳米级等离子 2. 100mg/L次氯酸水消毒剂，质浓按5mg/m³的用量	1. 循环风空气消毒机使用时应关闭门窗 2. 按产品使用说明书对循环风空气消毒机进行维护保养 3. 次氯酸水消毒剂用于空气消毒时，应使用专用气溶胶雾化器，根据产品使用说明书和产品卫生安全评价报告使用
空调等通风设备	1. 排风扇等机械通风设备每周清洗消毒1次 2. 分体空调设备过滤网和过滤器每周清洗消毒 3. 集中空调通风系统定期清洗消毒	对排风扇等机械通风设备或者分体空调设备的过滤网和过滤器可用250~500mg/L含氯消毒液或微酸性次氯酸水，消毒10~30分钟	1. 消毒前先去除挡板上的积尘、污垢 2. 集中空调通风系统的消毒应由具有消毒资质的专业机构完成
物体表面	1. 经常接触触摸的物体表面，如门把手、台面、桌椅、扶手、水龙头、电梯按钮等每天消毒2~3次 2. 不易触及的物体表面可每天消毒1次 3. 使用消毒湿巾或用抹布进行擦拭消毒或常量喷雾器喷洒消毒	500mg/L含氯消毒液或微酸性次氯酸水，消毒10~30分钟	1. 有肉眼可见的污染时，应先去除再消毒 2. 应喷洒至物体表面被完全润湿 3. 不得与清洗剂合用 4. 精密设备或操作仪表等使用湿巾擦拭消毒
地面、墙壁	1. 一般情况下，墙面不需要进行常规消毒 2. 地面每天消毒2~3次 3. 当地面或墙面受到血液、体液、排泄物、呕吐物或分泌物污染时，清除污染物后及时消毒 4. 采用拖拭、擦拭或常量喷雾器喷洒消毒	250~500mg/L含氯消毒液或100mg/L微酸性次氯酸水，消毒10~30分钟	消毒前先清除地面的污迹，其他注意事项同物体表面消毒

消毒对象	消毒方式、频次与要点	消毒因子、浓度及消毒时间	注意事项
洗手水池、便器、盛装吐污物的容器、痰盂（杯）等	1. 洗手水池、便器等每天2次擦拭消毒 2. 盛装吐污物的容器、痰盂（杯）等每次使用后及时浸泡消毒	500~1 000mg/L 含氯消毒液，消毒15~30分钟	每次用后清洗或用流水冲洗干净，保持清洁
毛巾、被褥、台布等纺织品	每周清洗消毒1次。	1. 流通蒸汽100 ℃作用15~30分钟 2. 煮沸消毒作用15~30分钟 3. 在阳光下暴晒4小时以上	毛巾应"一人一巾一用一消毒"，或使用一次性纸巾；被褥应"一人一套"
餐桌、餐具、熟食盛具	1. 餐具使用前应擦拭清洁消毒 2. 餐（茶）具和熟食盛具应专用或"一人一用一清洗消毒"	1. 流通蒸汽100 ℃作用15~30分钟 2. 煮沸消毒作用15~30分钟 3. 按说明书使用消毒箱（柜）消毒	1. 应符合《中华人民共和国食品安全法》等相关规定和要求 2. 严格执行"一洗二冲三消毒四保洁"制度 3. 餐茶具和熟食盛具的消毒首选物理方法
文体活动用品、玩具	1. 耐热、耐湿物品可用流通蒸汽消毒 2. 不耐热的物品如塑料、橡皮、木器类文体活动用品和玩具可擦拭或浸泡消毒	1. 流通蒸汽100 ℃作用15~30分钟 2. 煮沸消毒作用15~30分钟 3. 在阳光下暴晒4小时 4. 250mg/L含氯消毒液，消毒10~30分钟	定期清水清洗，可使用洗涤剂与温水清洗，以加强污垢的去除效果；有缝隙的文体活动用品和玩具还可用刷子刷洗
清洁用具	1. 不同的区域应使用不同的拖布和抹布 2. 每次使用后浸泡消毒	250~500mg/L 含氯消毒液或100mg/L 微酸性次氯酸水，消毒30分钟以上	1. 拖布和重复使用抹布用完后应洗净，悬挂晾干，有条件的可烘干后存放 2. 清洁桶应在每次使用后用温水和清洁剂清洗，无分干燥后倒置储存

消毒对象	消毒方式、频次与要点	消毒因子、浓度及消毒时间	注意事项
手	1. 一般情况下采用流动水和洗手液,按照七步洗手法,充分搓洗 2. 必要时可用合格的免洗手消毒剂消毒		1. 学校应在学生就餐场所提供足够的水龙头 2. 学校应在餐厅、图书馆、体育馆、教室、宿舍楼等人口处提供免洗手消毒剂

注:含氯消毒剂中的次氯酸消毒剂,除具有一般含氯消毒剂的用途外,还可用于室内空气、二次供水设施表面、手、皮肤和黏膜的消毒。

国家卫生健康委办公厅《消毒剂使用指南》指出:新型冠状病毒肺炎疫情防控期间,应合理使用消毒剂,遵循"五加强七不宜"。"五加强":①隔离病区、患者住地进行消毒和终末消毒;②医院、机场、车站等人员密集场所的环境物体表面增加消毒频次;③高频接触的门把手、电梯按钮等加强消毒;④垃圾、粪便和污水进行收集和无害化处理;⑤做好个人手卫生。"七不宜":①不宜对室外环境开展大规模的消毒;②不宜对外环境进行空气消毒;③不宜直接使用消毒剂(粉)对人员进行消毒;④不宜对水塘、水库、人工湖等环境中投加消毒剂(粉)进行消毒;⑤不得在有人条件下对空气(空间)使用化学消毒剂消毒;⑥不宜用戊二醛对环境进行擦拭和喷雾消毒;⑦不宜使用高浓度的含氯消毒剂(有效氯浓度大于1 000mg/L)做预防性消毒。

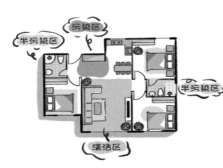

学生居家防疫攻略

- 保证每日充足睡眠时间。
- 全体家庭成员测量体温，孩子每日向班主任上报健康状况。
- 经常与同学、朋友保持联系。
- 和家长一起多运动、做游戏、学习生活新技能。
- 有担忧或烦恼事，及时和家人沟通。学会放松，如通过深呼吸、瑜伽等方式。

卧室
良好体息
保健康

- 饭前、便前、便后使用流动水用七步洗手法洗手。
- 盖上马桶盖再冲水。
- 水平颤动拂刷法刷牙。
- 不共用毛巾和牙刷。
- 家庭消毒以清洁为主。

卫生间
卫生行为
防感染

- 地面、墙壁可用含氯消毒剂擦拭或喷洒。
- 毛巾、被褥等纺织品使用含氯消毒剂浸泡消毒。
- 便器可用含氯消毒剂擦拭或浸泡消毒。
- 含氯消毒剂不可与洁厕灵等一起使用。

- 定时定量进餐。
- 采取分餐制。
- 食物多样，谷类为主，粗细搭配，不吃野生动物。
- 每天吃好早餐。
- 饮食清淡，减少高能量食品的摄入。

餐厅
平衡饮食
促成长

- 每天少量多次饮用白开水，建议800~1 400毫升。
- 不喝或少喝含糖饮料。
- 科学合理选择零食。
- 安静就餐，避免伤害。
- 餐（饮）具煮沸消毒。

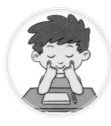

- 读写、视屏时要保持好坐姿(肩平腰直挺前胸)。
- 读写时做到"一拳一尺一寸"。
- 连续看书写字超过30分钟后,活动性休息10分钟。

书房
规范读写
护视力

- 不要在光线暗弱及直射阳光下看书;不卧床、窝沙发看书。
- 使用台灯时,同时开启屋顶灯。
- 上下午各做1次2008版眼保健操。

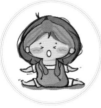

- 每天运动至少1小时,每次持续时间不少于10分钟。
- 帮家长做些力所能及的家务劳动。
- 注意安全用电。小学生不要独自使用电器。

客厅
合理运动
强体魄

- 注意电视摆放高度与视线平齐,看电视的距离远于电视屏幕对角线长度的4~5倍。
- 每天开窗通风2~3次,每次不少于30分钟。通风时,注意保暖。

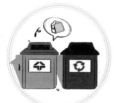

- 外出回家后,摘下口罩前、后用流动水和使用肥皂(洗手液)按照正确方法洗手。
- 需丢弃时,将口罩外折扎紧,装袋密封后放入生活垃圾。
- 门把手表面、电灯开关、手机、钥匙等用酒精擦拭消毒。
- 外套、鞋子、带回家的物品及时清洁,放在通风处。

玄关
清洁消毒
断传播

更多精彩内容,
请扫码观看

北京市疾病预防控制中心学校卫生所

《新型冠状病毒肺炎学生防控读本》

免费获取电子书流程

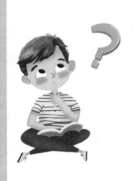

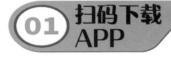 **01** 扫码下载 APP

注册并 登录 02

03 首页检索 书名

图书详情页 0元购买 04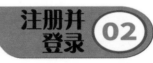

05 返回书架 下载阅读

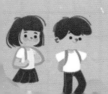
有问题咨询小编
（微信：renweishuzi）
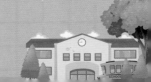